BEI GRIN MACHT SICH IHR WISSEN BEZAHLT

AF141589

- Wir veröffentlichen Ihre Hausarbeit, Bachelor- und Masterarbeit

- Ihr eigenes eBook und Buch - weltweit in allen wichtigen Shops

- Verdienen Sie an jedem Verkauf

Jetzt bei www.GRIN.com hochladen und kostenlos publizieren

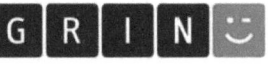

Hundebesuchsdienst. Die Möglichkeiten der Begegnung zwischen Hunden und pflegebedürftigen Menschen im Heim

Tiergestützte Intervention im Landespflegeheim Tulln

Thomas Rigler

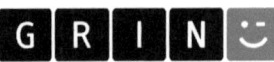

Bibliografische Information der Deutschen Nationalbibliothek:

Die Deutsche Nationalbibliothek verzeichnet diese Publikation in der Deutschen Nationalbibliografie; detaillierte bibliografische Daten sind im Internet über http://dnb.d-nb.de abrufbar.

ISBN: 9783656823063
Dieses Buch ist auch als E-Book erhältlich.

© GRIN Publishing GmbH
Trappentreustraße 1
80339 München

Druck und Bindung: Books on Demand GmbH, Norderstedt Germany
Gedruckt auf säurefreiem Papier aus verantwortungsvollen Quellen

Das vorliegende Werk wurde sorgfältig erarbeitet. Dennoch übernehmen Autoren und Verlag für die Richtigkeit von Angaben, Hinweisen, Links und Ratschlägen sowie eventuelle Druckfehler keine Haftung.

Das Buch bei GRIN: https://www.grin.com/document/282869

Aspekte der Begegnung zwischen Hunden und pflegebedürftigen Menschen im Heim

am Beispiel einer tiergestützten Intervention im Rahmen einer Tierbesuchsreihe am Landespflegeheim Tulln „Rosenheim"

PROJEKTARBEIT
eingereicht an der
IMC Fachhochschule Krems

im Rahmen der
IMC FH Krems SeniorInnenUNI aktiv[plus]
von

Thomas Rigler

Eingereicht am: 9.12.2013

1

Vorwort und Dank

„Die Fähigkeit präsent zu sein, ist ein Geschenk an andere"

Tom Kitwood

Die Anziehungskraft der Hunde auf Menschen und deren unbewusste Funktion als Brücke zwischen Mensch und Tier sowie Mensch und Mensch hat mich als Hundehalter immer fasziniert. Solche positiven Erfahrungen haben mich auch dazu gebracht, das Projekt „ehrenamtlicher Tierbesuchsdienst im Pflegeheim Tulln „Rosenheim" aufzunehmen und über tiergestützte Intervention im Rahmen eines Hundebesuchsdienstes eine Arbeit zu schreiben.

Danken möchte ich an dieser Stelle Herrn Direktor Viktor Spitzer für die Unterstützung bei der Umsetzung des Projektes im Pflegheim Tulln und Frau Anja Hartenstein für die professionelle Unterstützung als Seniorenbetreuerin und Mitglied im Team.

Inhaltsverzeichnis

Abbildungsverzeichnis

Abkürzungsverzeichnis

AAA	Animal Assisted Activities
AAT	Animal Assisted Therapy
ESAAT	European Society for Animal Assisted Therapy
TAT	„Tiere als Therapie" (Verein, Wien)
TAL	„Tiere helfen Leben" (Verein, Felixdorf)
TGA	Tiergestützte Aktivitäten
TGF	Tiergestützte Förderung
TGI	Tiergestützte Intervention
TGP	Tiergestützte Pädagogik
TGT	Tiergestützte Therapie

1. Einleitung

1.1 Ausgangssituation und Problemstellung

Die Ausgangssituation zur Aufnahme des Projektes war der Umstand, dass Tierbesuche im Allgemeinen und Hundebesuche im Besonderen von den Bewohnern und Bewohnerinnen der Pflegeeinrichtung „Rosenheim" gewünscht wurden, wobei die Angebote gegenüber den Wünschen deutlich zurückblieben. So gab es zwar auf zwei Stationen der Einrichtung einen Hundebesuchsdienst durch eine örtlich ansässige Rettungshundeorganisation, welcher jedoch wegen der sonstigen Überlastung der Rettungshunde nicht auch auf andere Stationen ausgedehnt werden konnte. Zwei Stationen waren von Hundebesuchen überhaupt nicht erfasst, obwohl dies dort ausdrücklich gewünscht wurde.

Vor dem Hintergrund wirtschaftlicher Konsolidierungsbestrebungen durch Kostenträger öffentlicher Pflegeeinrichtungen muss auch gesehen werden, dass tiergestützte Therapien oder Gruppentherapien durch zertifizierte Fachkräfte in Pflegestätten einen Kostenfaktor darstellen, der durch die Krankenkassen nicht gedeckt ist. Umso mehr ist heute das Bestreben zu beobachten, ehrenamtliche Mitarbeiterinnen und Mitarbeiter für den Besuch und die Beschäftigung von Menschen im Heim auch mit Haustieren zu rekrutieren.

Im Rahmen des Projektes empfingen von Mai 2013 bis Oktober 2013 Pflegebedürftige der Stationen Nr. 3 und Nr. 4 durchschnittlich einmal wöchentlich Besuch von Hundehalter und Hund in enger Zusammenarbeit mit einer Senioren-betreuerin des Hauses.

1.2. Ziele und Nutzen der Arbeit

Die vorliegende Arbeit wird sich mit der „Tiergestützten Aktivität" (TGA) anhand eines Hunde-Besuchsdienstes in einem Pflegeheim am Beispiel der Landes-Pflegeeinrichtung Tulln „Rosenheim" beschäftigen. Sie soll dabei die Wirkung auf den Menschen aber auch die Wirkung auf den Hund untersuchen und möchte herausfinden, ob durch diese Begegnungen die Lebensqualität von Heim-bewohnerInnen verbessert werden kann.

Ziel der Projektarbeit ist es auch zu untersuchen, welche Kriterien für Hundebesuche im Pflegeheim als maßgeblich erachtet werden können und welche Ausbildungsmöglichkeiten interessierten Menschen mit ihren Hunden in Österreich zur Verfügung stehen. Dabei soll auch der Kostenfaktor beleuchtet werden.

Die Projektarbeit soll jenen Menschen eine Orientierungshilfe sein, die nebenberuflich oder nachberuflich mit ihrem Hund eine ehrenamtliche Besuchs–oder Begleittätigkeit in Pflegeeinrichtungen und Seniorenheimen anstreben.

1.3. Methodische Vorgangsweise

Die Arbeit wird anhand von einschlägiger Fachliteratur, anhand von dargelegten Beobachtungsergebnissen bei Mensch und Tier im Verlauf der durchgeführten tiergestützten Besuche im Pflegeheim und anhand von eigenen Schluss-folgerungen der gestellten Aufgabe näher treten.
Sie wird auch wissenschaftliche Erkenntnisse für den Bereich der tiergestützten Interventionen herausarbeiten und Möglichkeiten der Aus- und Weiterbildung im Inland aufzeigen.

1.4. Aufbau der Arbeit

Zunächst wird die Arbeit die örtliche Umgebung des Projektes und das Team beschreiben. Es folgen Darlegungen der unterschiedlichen Ausprägungen der tiergestützten Interventionen. Danach wird die Arbeit auf Aspekte der Mensch-

Tier-Beziehung, der Mensch – Tierkommunikation mit dem Hauptaugenmerk auf die Hunde – Menschbeziehung näher eingehen. Anschließend folgt eine Be-trachtung der Interaktion zwischen Hund und Mensch im Kontext der tiergestützten Intervention in spezieller Ausprägung des Tierbesuchsdienstes. Im nachfolgenden Teil werden grundsätzliche Überlegungen zum Tierbesuchsdienst angestellt und Kriterien für Hund und Mensch im Tierbesuchsdienst erarbeitet. Schließlich werden die in Österreich vorhandenen ESAAT akkreditierten Ausbildungsmöglichkeiten und deren Kosten dargelegt. Zusammenfassung und kritische Reflexion sowie einen Ausblick auf weiterführende Projekte bilden den Schlussteil der Arbeit.

2. Örtliche und personelle Struktur des Projektes

2.1 Das Landespflegeheim „Rosenheim"

Das Landespflegeheim Tulln – Rosenheim liegt verkehrsberuhigt am Stadtrand der Bezirksstadt Tulln. Es umfasst neun Pflegestationen einschließlich einer Palliativstation. Die medizinische Versorgung wird von fünf HeimärztInnen gewährleistet. Sieben diplomierte Krankenpflegerinnen leisten die Pflegeversorgung. Eine Physiotherapeutin zählt ebenso zum Team wie drei SeniorenbetreuerInnen. Im angeschlossenen psychosozialen Zentrum sind zwei weitere diplomierte Krankenpflegerinnen, sowie eine Therapieleiterin beschäftigt.

Dem ehrenamtlichen Team gehören 85 Helfer und Helferinnen an. Das Team wird von zwei hauptamtlichen Mitarbeiterinnen der SenioreInnenbetreuung geleitet

Von den derzeit 286 Personen, die das Heim bewohnen, sind 85 % weiblich und nur 15 % männlich. Leitziel des Heimes ist eine liebevolle, zugewandte, an den Bedürfnissen der wohnenden Menschen orientierte Pflege und Betreuung durch alle Berufsgruppen. Das Pflegeheim ist für Tierbesuche offen, eine eigene Tierstation mit Ziegen und Gänsen ist im Garten des Heimes zu finden.

Die Pflegeausrichtung des Heimes gestaltet sich nach dem psychobiographischen Pflegemodell von Erwin Böhm. Die zu Grunde liegende Kernaussage Böhms ist, dass die aktuelle Situation eines alten Menschen in engster Verbindung mit dessen individueller sozialen Lebensgeschichte, also mit dessen Biographie und dessen angeeigneten Problembewältigungsmechanismen zu sehen ist (Böhm, 1999, S. 129).

2.2. Die Bildung des Teams

Zunächst wurde es notwendig, dass der Verfasser einen internen Schulungstag zum Thema Psychobiographisches Pflegemodell nach Böhm besuchte und dem ehrenamtlichen Besucherteam beitritt. Es folgen inhaltliche Kontaktgespräche mit der Leiterin des ehrenamtlichen Dienstes und einer

Seniorenbetreuerin, die sich dem Hunde – Menschteam als Begleiterin anschließt. Sie erfüllt dabei eine wesentliche Brückenfunktion zu den betreuten Menschen im Heim, mit deren biographischen Hintergrund und aktueller Situation sie eng vertraut ist.

Der Besuchshund selbst ist von seiner Rassenzugehörigkeit ein Entlebucher Sennenhund, für seine Rasse eher sehr groß gewachsen, mit etwa 52 cm Widerristhöhe, tricolor in schwarz, braun, weiß, mit sehr menschenfreundlichem Charakter, lebhaft, freudig, lernwillig und tolerant gegenüber Menschen und anderen Tieren. Er lebt im familiären Verbund mit seinem Besitzerehepaar und mit zwei Katzen im Haushalt. Er besitzt keine eigene Therapieausbildung, was im Tierbesuch wie später noch dargelegt, auch nicht zwingend erforderlich ist. Er ist grundausgebildet in Gehorsam und Unterordnung mit positiver Bestärkung als Familien – Begleithund.

3. Grundlegendes zur tiergestützten Intervention

3.1 Ausprägung von Formen und deren Definitionen

Wenn in der Öffentlichkeit von Besuchen mit Hunden in einem Pflegeheim die Rede ist, so wird dies sehr oft mit einer Therapie gleichgesetzt. Neben der tiergestützten Therapie, Pädagogik und Förderung gibt es, wenn auch bei uns noch nicht so stark verbreitet, wie etwa in den Vereinigten Staaten, die sogenannten tiergestützten Aktivitäten, wie es der Besuch von pflegebedürftigen Menschen in Heimen oder Kliniken mit Tieren oder die Begleitung von Außenaktivitäten mit Tieren darstellt, ohne dass ein therapeutisch ausformuliertes Ziel vorliegen muss.

Bis 1996 kursierte noch eine Vielzahl von Begrifflichkeiten zum Einsatz von Tieren gegenüber dem Menschen, wobei es an klaren Definitionen fehlte, durch welche die verschiedenen an den Menschen gerichteten Aktivitäten zu unterscheiden gewesen wären. Erst mit der Gründung der „Delta Society" in Seattle, USA, welche heute die aktuellen Bezeichnung „Pet Partners" führt, wurden Standards, für zwei Grundformen der tiergestützten Intervention eingeführt (Hegedusch & Hegedusch, 2007, S. 35,36). Die aktuelle Fassung der Klassifizierung lautet wie folgt (Partners, 2013):

<u>„Animal Assisted Activities (AAT)"</u>
AAT is a goal-directed intervention directed and / or delivered by a health/human service professional with specialized expertise and within the scope of practice of his/her profession. AAT is designed to promote improvement in human physical, social, emotional and / or cognitive functioning.

<u>„Animal Assisted Therapy (AAA)"</u>
AAA provides opportunities for motivational, educational, recreational and / or therapeutic benefits to enhance quality of life. AAA are delivered in a variety of environments by specially trained professionals, paraprofessionals and / or volunteers, in association with animals that meet specific criteria. Animal-

assisted activities are basically the casual "meet and greet" activities that involve pets visiting people.

AAT kann als therapeutische Intervention beschrieben werden, die zielgerichtet von professionellen Fachkräften mit abgeschlossener therapeutischer, medizinischer, pädagogischer oder psychologischer Ausbildung oder von speziell zertifizierten Pflegefachkräften ausgeführt oder angeleitet wird, um eine Verbesserung der gesundheitlichen Situation des Menschen zu erreichen.

„Das Therapiepaar Mensch-Tier tritt dabei als Einheit auf, als therapeutische Elemente werden dabei emotionale Nähe, Wärme und unbedingte Anerkennung durch das Tier angesehen" (Wippich, 2008, S. 25). AAT erstellt für jedes therapeutische Setting ein spezielles Konzept und eine spezielle therapeutische Zielsetzung. Der Therapie-Fortschritt wird evaluiert (Partners, 2013).

AAA dagegen kann als Programm beschrieben werden, das pädagogische, motivierende und erholungsfördernde Unterstützungen mit dem Ziel der Besserung der Lebensqualität anbietet. AAA kann neben professionellen Fachkräften auch von ehrenamtlich tätigen Personen ausgeführt werden. Damit werden vor allem die klassischen Tierbesuchsdienste angesprochen.

Im deutschen Sprachraum haben sich in der Folge spiegelbildlich die Begriffe „Tiergestützte Aktivitäten (TGA)" zur AAA und „Tiergestützte Therapie" (TGT) zur AAT etabliert. Darüber hinaus jedoch entstanden noch die Begriffe „Tiergestützte Pädagogik" (TGP) und „Tiergestützte Förderung" (TGF) als Teiluntergliederung der AAT. Subsummiert wurden alle vier deutschsprachigen Begriffe im Übergriff der „Tiergestützten Intervention" (TGI) (Otterstedt, 2013, S. 22).

3.1.1 Tiergestützte Aktivitäten (TGA)

Es handelt sich dabei um Programme zur Steigerung der Lebensqualität des Menschen durch die Begegnung mit Tieren ohne therapeutischem Anspruch, ohne ausformuliertes Therapieziel und ohne Evaluierung. Diese Tierbesuchsprogramme werden in der Regel von ehrenamtlichen tätigen Tierhalter und Tierhalterinnen durchgeführt, die sich entweder in Vereinen organisieren oder einzeln tätig werden. Die Interventionen finden nur für kurze Zeit statt, meist mit wöchentlicher Frequenz (Wippich, 2008, S. 26).

Die bloße Mensch – Tierbegegnung im Rahmen eines Tierparkbesuches oder der Besuches eines Streicheltiergeheges mit HeimbewohnerInnen stellen allerdings noch keine tiergestützte Interventionen dar. Auch der beliebige Kontakt mit ständig im Heim lebenden Tieren ist noch keine tiergestützte Intervention (Otterstedt, 2013, S. 60).

3.1.2. Tiergestützte Förderung (TGF)

In der tiergestützten Förderung wird zum Unterschied zur tiergestützten Aktivität gezielt nach einem Konzept professionell agiert. Die Ausführenden gehören dem Personal von Altenheimen, Pflegeheimen, Krankenanstalten und Kliniken an. Eine therapeutische Ausbildung ist nicht erforderlich, eine Weiterbildung in tiergestützter Intervention wird aber empfohlen (Otterstedt, 2013, S. 23).

3.1.3. Tiergestützte Pädagogik (TGP)

Voraussetzung für den Einsatz ist eine entsprechend pädagogische Qualifikation. Zielgruppen sind verhaltensauffällige Kinder und Jugendliche sowie Menschen mit Einschränkungen im kognitiven, emotionalen, motorischen und sensorischen Bereich. In diese Sparte fallen alle heilpädagogischen und sozialpädagogischen Projekte, die sich auf den Einsatz von Tieren stützten. Der Einsatz erfolgt nach Konzepten, in denen die Art des Tiereinsatzes beschrieben wird (Otterstedt, 2013, S. 23).

3.1.4 Tiergestützte Therapie (TGT)

Die „European Society for Animal Assisted Therapy" (ESAAT) beschreibt das Wesen der tiergestützten Therapie mit folgender Definition:

„Tiergestützte Therapie umfasst bewusst geplante pädagogische, psychologische und sozialintegrative Angebote mit Tieren für Jugendliche, Erwachsene wie Ältere mit kognitiven, sozial-emotionalen und motorischen Einschränkungen, Verhaltensstörungen und Förderschwerpunkten. Sie beinhaltet auch gesundheitsfördernde, präventive und rehabilitative Maßnahmen" (European Society For Animal Assisted Therapy, 2013).

Allgemeine Ziele der tiergestützten Therapie sind laut ESAAT:

*   Die körperlichen, kognitiven und emotionalen Funktionen wieder herzustellen und zu erhalten,
*   die Fähigkeiten und Fertigkeiten zur Durchführung von Aktivitäten und Handlungen zu fördern,
*   das Einbezogen-Sein in die jeweilige Lebenssituation zu fördern und
*   das subjektive Wohlbefinden zu verbessern.

Die TGT ist das Einsatzgebiet von Fachkräften mit abgeschlossener medizinischer, psychologischer, pädagogischer oder sozialpädagogischer Ausbildung und TGI – Weiterbildung. Ein dabei eingesetzter Hund sollte über eine Therapieausbildung verfügen. Für die Anwendung von TGT muss ein genaues Konzept vorliegen, welches den Einsatz des Hundes beschreibt. Ergebnisse der Einzel– oder Gruppensettings werden dokumentiert und evaluiert (Otterstedt, 2013, S. 22).

Überblick über die Tiergestützten Interventionsformen (TGI):

Bezeichnung	Orientierung	Ausführende
TGT Tiergestützte Therapie	konzept- und zielorientiert, dokumentiert & evaluiert	Fachkräfte mit medizinischer, psychologischer, psychothera- peutischer oder (heil)- päda- gogischer Ausbildung und einer TGT- Fachausbildung
TGP Tiergestützte Pädagogik	konzept-und zielorientiert, dokumentiert & evaluiert	Pädagogen / Pädagoginnen mit einer TGI – Fortbildung
TGF Tiergestützte Förderung	konzeptorientiert, dokumentiert	Fachkräfte des Sozial,- Alten- und Krankenpflegedienstes mit TG I – Weiterbildung
TGA Tiergestützte Aktivität	bedarfsorientiert, variabel, spontan	Ehrenamtlich tätige Personen (Basisausbildung empfohlen)

Tabelle 1: Eigene Darstellung in Anlehnung an (Otterstedt, 2013, S. 22, 23)

3.2 Die Mensch –Tier – Beziehung im Kontext Tierbesuch

Beziehung ist Kommunikation. Es ist unmöglich nicht zu kommunizieren (Watzlawik, Beavin, & Jackson, 2011, S. 60). Aber wie gelingt eine Mensch-Tier Kommunikation? Eine Theorie, die auf der Evolutionslehre basiert, ist die Biophilie-Hypothese. Sie beschreibt eine grundsätzliche Affinität des Menschen zu Leben und lebensähnlichen Prozessen. Die Beziehung des Menschen zu domestizierten Tieren ist so erklärbar (Olbrich, 2003, S. 80). Viele Menschen, auch wenn sie auf Grund einer Altersdemenz bereits kognitiv eingeschränkt sind, tragen ein Grundvertrauen zum Tier, das sie sich in Laufe ihres Lebens einmal erworben haben   in sich. Dass dieses Grundvertrauen dann auch spontan abruf-bar vorhanden ist, hat sich im praktischen Teil dieser Projektarbeit oft gezeigt. Menschen im Wohnbereich des Heimes, die noch Sekunden vor dem   akustischen Wahrnehmen des Hundes völlig in sich gesunken und apathisch im Rollstuhl saßen, erwachten plötzlich, ihr Gesichtsausdruck nahm wieder Spannung an und machte schließlich einem Lächeln Platz, wenn sich der Hund auf sie zubewegte.

Entscheidend ist in solchen Fällen das Zugehen auf eine bestimmte Person, sofern die Begegnung nicht in einem Gruppensetting stattfindet. Diese echte Begegnung ist notwendig, um Bezogenheit und Kommunikation zwischen Mensch und Tier überhaupt entstehen zu lassen (Otterstedt, 2003, S. 93). Bereits die bloße Anwesenheit eines Tieres im direkten Gegenüber mit dem Menschen kann eine solche Bezogenheit schon fördern (Olbrich, 2003, S. 86). Die Bezogenheit bedarf aber auch eines kongruenten Verständigungskodexes, den beide Partner benützen können. Die Kommunikationswissenschaftler Paul Watzlawik, Janet Beavin und Don Jackson trafen eine grundlegende Unterscheidung auf dem Gebiete der menschlichen Kommunikation in eine

- verbale oder digitale Kommunikation, die davon ausgeht, dass Namen Worte sind, deren Beziehung zu dem damit ausgedrückten Gegenstand eine rein zufällige oder willkürliche ist und in eine
- non-verbale oder analoge Kommunikation, die Objekte in einer Analogie darstellen, also beispielsweise durch eine Zeichnung (Watzlawik, Beavin, & Jackson, 2011, S. 70,71).

Digitale Kommunikation ist sachbezogen. Sie verknüpft Sprache mit konkreten Dingen und folgt jeweils den Regeln dieser Sprache und der Logik. Worte oder Sätze sind demnach „gemeinsame Nenner" für bestimmte, damit zu vermittelnde Informationsbilder. Fällt etwa das Wort „Wasserfall" so entsteht, verknüpft mit dem Wort, vor unseren Augen und Ohren ein bestimmtes Gesamtbild, ein Informations-inhalt, der für alle, die diese Sprache verstehen gleich zugänglich ist.

Watzlawik nennt die Beziehung zwischen Wort und Objekt ein „semantisches Übereinkommen" (Watzlawik, Beavin, & Jackson, 2011, S. 71).

In der analogen Kommunikation hingegen wird über Symbolik das ausgedrückt, worum es geht, worüber etwas mitgeteilt werden soll. Gestik, Stimmmodulation, Augenausdruck, Mimik, Laute oder taktile Berührungen werden eingesetzt. Analoge Kommunikation entsteht beim Ausdruck einer tiefen Verbundenheit.

Sie ist die Sprache der ganz frühen Beziehungen eines Kleinkindes ebenso wie die Sprache der Liebenden und der Kämpfenden (Olbrich, 2003, S. 84-86). Kommunikation des erwachsenen Menschen ist aber nicht „entweder digital oder analog" sondern trägt beide Anteile in sich. Tiere können aber nur den analogen Anteil decodieren. Es mag dem entgegengehalten werden, dass Hunde Kommandos wie zum Beispiel „Platz", „Steh", „Sitz" oder "Komm" verstehen. Die Erklärung dafür liegt aber nicht in einem Verständnis für die Bedeutung des Wortes durch den Hund, sondern in seiner Fähigkeit, eine bestimmte Akustik wahrzunehmen, die das gesprochene Wort erzeugt und dies mit weiteren Signalen des Menschen zu einer Einheit zu verbinden. Die Kommunikation mit Hunden funktioniert nur über eine ganzheitliche Kommunikationsform. Differieren sprachliche Anweisung mit unserem körperlichen Ausdruck, kann uns der Hund nicht mehr verstehen. Auch bei außerordentlichen Leistungen von Hunden, bestimmte namentlich genannte Gegenstände auf Befehl zu bringen, ist zu berücksichtigen, dass der Hund nicht Sprache versteht, sondern eine akustische Wahrnehmung mit einem bestimmten Gegenstand im Sinne eines assoziativen Lernens verbindet. Der Hund kommuniziert immer analog und nimmt nur den analogen Teil unserer Kommunikation auf (Feddersen-Petersen, 2008, S. 52 ,71, 72).

Im Ausdrucksverhalten der Hunde gibt es 4 Signalkanäle mit deren Hilfe Hunde ganzheitlich in analoger Weise kommunizieren können:

- Akustische Kommunikation (Bellen, Jaulen, Fiepen, Heulen, Knurren, etc.)
- Visuelle Kommunikation (Blickkontakt, Gestik, Mimik, Körperhaltung, etc.)
- Olfaktorische Kommunikation (Absetzten von Kot, Urin, Analsekrete, Duft)
- Taktile Kommunikation (Berühren, Anrempeln, Lecken, Kopfauflegen, etc.)

Von diesen Kanälen dient jedoch bei Hunden wie auch bei Wölfen nicht bloß einer zur Übertragung eines Signales, sondern setzt sich der Gesamtausdruck sehr oft aus Komponenten mehrerer Kanäle zusammen (Feddersen-Petersen, 2008, S. 119).

Der Hund vermag in analoger Kommunikation mit dem Menschen zu kommunizieren, ein Umstand der besonders bei Menschen, die nicht mehr über Sprache im eigentlichen Sinn verfügen, große Bedeutung erlangt.

Durch diese kongruente Kommunikation kann eine Verbindungsebene entstehen, die sich positiv auf die Lebensqualität auswirkt (Hegedusch & Hegedusch, 2007, S. 47). Im therapeutischen Kontext kann eine stimmige Kommunikation zwischen Mensch und Tier bewirken, dass sich eine Person wieder als wahr erfahren kann und mit dem Gegenüber in einer wahren Wechselbeziehung steht (Olbrich, 2003, S. 87).

4. Beispiele der Hunde – Mensch – Interaktionen

4.1 Der Hund als Erinnerungs- und Gesprächsauslöser

Bei Begegnungen mit einer Heimbewohnerin, die zu Beginn der regelmäßigen Besuche meist vor sich hin blickend im Rollstuhl sitzt, steht zunächst immer der Hund in einer direkten Kommunikation mit der Bewohnerin. Er wird von der Bewohnerin begrüßt, angelacht und mit freudigem Tonfall angesprochen. Er darf taktilen Kontakt mit ihr aufnehmen und wird auch von ihr berührt und gekrault. Danach beginnt die Bewohnerin zu erzählen, dass sie zu Hause am Bauernhof immer viele Tiere gehabt habe und der Hund dies merke und zu ihr deswegen eine besondere Beziehung habe. Tatsächlich ist der Verlauf der Kommunikation zwischen ihr und dem Hund auffallend stimmig. Im weiteren Gespräch zwischen Bewohnerin und Hundebegleiter, bei dem die Bewohnerin die taktile Kommunikation mit dem Hund weiter aufrecht erhält, werden die Erinnerungen an Tiere auf ihrem ehemaligen Bauernhof durch gezielte Fragestellungen noch etwas präsenter. Bei jedem Besuch gleichen sich allerdings die Erinnerungen und bleiben beim Thema Tiere am Bauernhof hängen. Fragen nach Personen am Hof bleiben immer unbeantwortet.

Auch wenn bei Demenz das kurz- bzw. mittelfristige Erinnerungsvermögen beeinträchtigt oder bereits zerstört ist, bleibt der Speicher „Langzeitgedächtnis" noch lange intakt. Selbst Menschen mit schwerer Demenzausprägung verfügen noch über Reserven und Flexibilität, die sich plötzlich und unerwartet zeigen können (Kitwood, 2005, S. 88, 97). Der Rückzug der Betroffenen in ihre eigene Realität, dockt bei solchen längst vergangenen Situationen an. Hundebegegnungen können dadurch eine Rolle als Auslöser von themenbezogenen Gedächtnisleistungen implementieren. Durch den Hund werden Erinnerungen an eigene Tiere und Erlebnisse geweckt und positive Emotionen ausgelöst.

Auch in einem anderen konkreten Fall des Besuches eines männlichen Bewohners zeigt sich die Auslöser – Rolle des Hundes, jedoch in einer anderen Variante: Der Hund ist jetzt selbst nicht mehr Anlass der Aufnahme einer unmittelbaren Mensch – Hundekommunikation, sondern vielmehr eine Initial-zündung, um Geschichten und Erlebnisse im Zusammenhang mit dem eigenen Hund zu erzählen und diesen positiv hervorzuheben. Solche Erinnerungen aufzufrischen und auch erzählen zu dürfen und dabei angehört zu werden, kann Abwechslung in den Heim-Alltag bringen und vermag damit auch kognitive Fähigkeiten wieder zu aktivieren. Auch hier hat der Hund zwar eine auslösende Funktion, steht aber selbst nicht in direkter Interaktion mit dem besuchten Menschen. Es kann vermutet werden, dass der besuchte Bewohner ohne diese, visuelle und olfaktorische Hundewahrnehmung sich nicht konkret an seinen Hund erinnert oder über ihn gesprochen hätte. Es wäre für ihn vermutlich auch kein Anlass zu einer Erzählung entstanden.

Dieser Beschäftigung durch Erzählen kommt Bedeutung zu, denn ohne Beschäftigung würde der Mensch nach und nach seine Fähigkeiten verlieren und seine Selbstachtung würde schwinden (Kitwood, 2005, S. 124).

4.2. Das taktile Kontakterlebnis Hund

Bei pflegebedürftigen Menschen, die über keine sprachliche Ausdruckmöglichkeit mehr verfügen, spielt ein verbales Kommunikationsbedürfnis mit dem Hund und über den Hund naturgemäß keine Rolle. Es steht bei dieser Hundebezogenheit der taktile Kontakt im Vordergrund. Dies äußert sich im Bedürfnis, den Hund mit der eigenen Hand in irgendeiner Form zu berühren, zu streicheln. Beim Teambesuch einer Bewohnerin wurden dadurch plötzlich Emotionen wach, die sich im Sinne einer Timalation (Kitwood, 2005, S. 173) durch große Erregtheit und Freude ausdrückten. Ein weiterer Aspekt zur Berührung des Hundes mit der Hand, findet sich bei Otterstedt: „Die Hand, die streichelt wird im Kontakt mit dem Fell auch selber gestreichelt" (Otterstedt, 2003, S. 95).

5. Kriterien – Findung für Hundebesuchsdienst

5.1 Allgemeine Grundgedanken zum Tierbesuchsdienst

Grundsätzliche Erwägungen zum Thema Tierbesuchsdienst haben vor allem Rauschenfels und Otterstedt beschrieben (Rauschenfels & Otterstedt, 2003, S. 385 ff.). Sie haben Kriterien erarbeitet, nach denen sich der Tierbesuchsdienst, welcher in der Regel eine ehrenamtliche Tätigkeit darstellt, orientieren sollte:

- Ein Tierbesuchsdienst sollte ein Ausgleich zur sonstigen Tätigkeit sein,
- er sollte im Gruppenbesuch nicht länger als eine Stunde und
- im Einzelbesuch nicht länger als eine halbe Stunde andauern und
- die Anfahrt zum Ort des Tierbesuchsdienstes sollte möglichst kurz sein,

besonders dann, wenn die Fahrt im Auto für das Tier Stress bedeutet.

Ein Thema, welches den ehrenamtlichen Tierbesuchsdienst immer begleitet, ist die Überforderung. Die ungewohnte Umgebung in der besuchten Einrichtung mit ihrem geschäftigen Pflege- und Versorgungsgeschehen, zu viel Menschen-Besuche an einem Tag oder die bisher nicht erlebte Konfrontation mit Leid und Vergänglichkeit des Menschen sind beim Teil „Mensch" des Tier-Mensch Besuchspaares oftmals Stressoren, die Überlastung auslösen können. Neben aller Anteilnahme muss sich der gesunde Mensch der besucht, eine innere Distanz zum kranken Menschen, der besucht wird im Sinne einer Ich-Bezogenheit bewahren, um nicht dabei zu kapitulieren. Diese Ressource an Ich-Bezogenheit ist auch nötig, um gemeinsam im Team mit dem Tier gegenüber dem alten beziehungsweise kranken Menschen ein Vertrauen zu schaffen und diesem dadurch neuen Halt zu geben zu können.

Die wichtigste Intention eines Tierbesuchsdienstes muss die Vermittlung von Wohlbefinden sein. Bedeutet die Begegnung an sich schon Wohlbefinden, wird sie damit zum Ziel ihrer selbst (Rauschenfels & Otterstedt, 2003, S. 396, 404). Damit die Begegnung durch ehrenamtlich tätige Tierhalter und Tierhalterinnen möglichst risikofrei abläuft und eine Zufriedenheit mit den Einsätzen bei allen

Beteiligten entsteht, sollte der ehrenamtliche Hundebesuch besonders bei Einzelbesuchen professionell durch Fachkräfte unterstützt werden. Die ehrenamtlich tätige Person gewinnt durch dieses „Matching" zwischen Tier, Tierhalter / Tierhalterin und „Profi" Erfahrung und kann sich außerdem persönlich weiter entwickeln (Braun & Schmidt, 2003, S. 332).

5.2 Voraussetzungen für den Hund im Team

Die Eignung und spezifische Ausbildung für Hunde, die den Menschen helfen steht im engen Zusammenhang mit der Art und Weise, wie diese Hunde gegenüber dem Menschen eingesetzt werden sollen. Zu unterscheiden sind laut Hildegard Jung (Jung, 2003, S. 359-362):

A) Assistenzhunde

- Hunde für Blindenführung
- Hunde für Hörgeschädigte (Signalhunde)
- Begleithunde für Körperbehinderte
- Hunde für Epileptiker-Betreuung

B) Therapiehunde, Therapiebegleithunde und Sozialhunde für den Einsatz in der tiergestützten Therapie, der tiergestützten Pädagogik und der tiergestützten Förderung sowie in den tiergestützten Aktivitäten.

Therapiehunde, auch als Therapiebegleithunde bezeichnet (Tiere als Therapie, 2013) werden in den therapeutischen Settings der tiergestützten Therapie (TGT), der tiergestützten Pädagogik (TGP) und der tiergestützten Förderung (TGF) eingesetzt. Im Bereich der tiergestützten Aktivitäten (TGA) können sowohl ausgebildete als auch nicht therapeutisch ausgebildete Hunde (Sozialhunde) eingesetzt werden. Eine spezielle Ausbildung ist für den Bereich TGA-Tierbesuchsdienst nicht zwingend erforderlich.

Hinsichtlich der Eignung des Hundes für den Einsatz in der tiergestützten Therapie, Förderung, Pädagogik und Aktivität finden sich in der Literatur sowie auf Webseiten im Internet keine übereinstimmend formulierten

Anforderungsprofile. Es können jedoch die wichtigsten allgemeingültigen Kriterien hinsichtlich Eignung eines Hundes für den Einsatz in der tiergestützten Intervention unter Hinweis auf ESAAT (European Society For Animal Assisted Therapy, 2013) genannt werden: Der Hund soll

• gesund, gechipt, regelmäßig geimpft und entwurmt sowie ausreichend haft-pflichtversichert sein

• über eine Grundgehorsamsschulung mit positiver Bestärkung verfügen

• möglichst nicht als Schutzhund ausgebildet worden sein

• über eine gute Bindung zu seinem Halter / seiner Halterin verfügen

• artgerecht untergebracht und im guten Pflegezustand sein

• ein menschenzugewandtes und menschenfreundliches Wesen haben

• sich gerne von Menschen berühren lassen

• über eine hohe akustische und optische Reizschwelle verfügen

• weder lethargisch noch hyperaktiv sein

• weder Aggressionsverhalten noch Ängstlichkeit zeigen

• schmerzfrei sein, soweit dies beurteilt werden kann

• absolut tolerant gegenüber anderen Hunden und Tieren sein

Die wichtigste Voraussetzung aber für einen Einsatz im Tierbesuchsdienst ist aber ein entspannter Hund, der gerne zu seinen Freunden und Freundinnen im Helm kommt und dies als zufriedenstellende Auslastung und Abwechslung erlebt (Otterstedt, 2013, S. 53).

5.3   Voraussetzungen für den Menschen

Tiergestützte Einsätze in einem Altenpflegeheim, in einer gerontologischen, neurologischen oder psychiatrischen Klinik sind in jedweder Ausprägung anspruchsvoll und komplex. Einer Person, die mit ihrem Hund in solchen Einrichtungen Hundebesuche in Zusammenarbeit mit dem professionellen Personal oder alleine durchführt, kommt die Verantwortung zu, zwischen den Bedürfnissen des Menschen und dem Wohl des Tieres abzuwägen und beim geringsten Zeichen von Unbehagen beim Menschen oder Distress und Überlastung beim Tier den Einsatz sofort abzubrechen. Besuchssituationen sollten dem Tier und der Begleitperson ebenso Freude bereiten wie dem Gegenüber (Otterstedt, 2013, S. 54).

Aus verschiedenen Beschreibungen in der Literatur ergibt sich eine Fokussierung auf die wichtigsten Kriterien, die der Part „Mensch" im Hunde-Mensch-Team erfüllen sollte und die insbesondere von Otterstedt als zu besitzende „Talente" beschrieben wurden (Otterstedt, 2003, S. 391).

Der Mensch im Team mit dem Hund sollte

- mit dem Hund eine auf positive Bestärkung aufbauende Grundausbildung in Unterordnung und Gehorsam zur sicheren Führung im Alltag absolviert haben
- über eine soziale Gesinnung und Kompetenz verfügen
- Team– und Kontaktfreudigkeit aufweisen
- kommunikativ sein und Empathie empfinden können
- selbstdiszipliniert agieren und zur Selbstreflexion fähig sein
- pragmatisch orientiert sein, was zu beachtende Normen betrifft
- belastbar, motivierbar und ausdauernd sein
- Distress und Überlastung des Hundes rechtzeitig erkennen können
- Kontrollfähigkeit über den Hund und Bindung mit dem Hund besitzen
- keine Scheu vor direktem Körperkontakt mit Menschen haben
- über Kenntnisse der Abläufe in der besuchten Institution verfügen
- über Behinderungen / Erkrankungen der Besuchten Bescheid wissen
- souverän sein im Umgang mit technischen Hilfsmitteln (z.B. Rollstuhl)

Eine spezielle Ausbildung ist für den Bereich der tiergestützten Aktivität, welche der ehrenamtliche Hundebesuch darstellt, nicht zwingend vorgeschrieben. Für den Einstieg in den Besuchsdienst ist aber zu empfehlen, die Hundebesuche zunächst nur im Team mit einer erfahrenen, in der TGI-ausgebildeten Pflege- oder Betreuungsfachkraft durchzuführen und erst später die Besuche, eventuell nach Absolvierung einer freiwilligen Basisausbildung in tiergestützter Intervention selbstständig im Mensch – Hundeteam fortzuführen.

6.   Aus- und Weiterbildungsmöglichkeiten in Österreich

6.1 Die anbietenden Institutionen

ESAAT (European Society for Animal Assisted Therapy), der europäische Dachverband für Tiergestützte Therapie, im Jahre 2004 in Wien gegründet, hat Standards für die Ausbildung in der tiergestützten Therapie und deren Qualitätskontrolle erstellt. Auf dem ESAAT Internet-Webportal werden für den Bereich   Österreich zwei akkreditierte Ausbildungsstätten für tiergestützte Therapie - TGT und tiergestützte Förderung - TGF genannt (European Society For Animal Assisted Therapy, 2013):

1. Veterinärmedizinische Universität
Veterinärplatz 1
A-1210 Wien

Die Ausbildung ist für professionelle Einsätze im Rahmen der tiergestützten Therapie- und Pädagogik sowie tiergestützten Förderung konzipiert und trägt die Bezeichnung „Universitätslehrgang für Tiergestützte Therapie & Tiergestützte Fördermaßnahmen". Trägerin des 4-semestrigen Lehrganges mit 306 Unterrichtsstunden ist die Veterinärmedizinische Universität Wien, wo auch die Vorlesungen stattfinden. Die Durchführung erfolgt in Kooperation mit dem Verein Tiere als Therapie (TAT). Die Zielgruppe sind primär Personen mit einem abgeschlossenen Studium in einem pädagogischen, sozialen, medizinischen und biologischen Bereich. Darüber hinaus können auch Personen, die in einem entsprechenden Berufsfeld ausgebildet und darin mehrjährige praktische Erfahrung gesammelt haben, sowie Personen mit großer praktischer Berufserfahrung nach einem mit überdurchschnittlichem Erfolg bestandenen   Auswahlverfahren und einem   kommissionellen Aufnahmegespräch zugelassen werden. Der Universitätslehrgang schließt mit der Erlangung der Bezeichnung „Akademisch geprüfte Fachkraft für tiergestützte Therapie und tiergestützte Fördermaßnahmen" ab. Im Rahmen des Studiums ist auch eine Hausarbeit zu verfassen (Tiere als Therapie, 2013).

2. Verein „Tiere als Therapie-TAT"

Veterinärplatz 1

A - 1210 Wien

Der Verein „Tiere als Therapie" bietet neben seiner Mitwirkung beim Universitätslehrgang auch eigene Therapiebegleithundekurse an. Sie bestehen aus 3 Modulen mit Theorie und Praxis und schließen mit einer Theorieprüfung für den Hundehalter und einer praktischen Therapiehundeprüfung für den Hund ab. Nach der bestandenen Therapiehundeprüfung ist jährlich mit dem Hund eine Nachkontrolle zu absolvieren (Tiere als Therapie, 2013).

3. Verein „Tiere Helfen Leben – THL"

Spitalgasse 23

A - 2603 Felixdorf

Die Ausbildung von THL richtet sich an die Zielgruppe „Tiergestützte Therapie" und „Tierbegleitung von Menschen". THL bietet eine zweisemestrige Ausbildung in Theorie und Praxis an. Der Einstieg ist nach bestandenem Eignungstest zweimal pro Jahr möglich. Die Ausbildung umfasst Theorie, Praxis und Selbststudium mit Reflexionsarbeiten. Vorgesehen ist eine abschließende theoretische Prüfung in Form einer Hausarbeit, sowie eine praktische Prüfung durch unabhängige Prüfbeauftragte in einer geeigneten Institution (Tiere helfen Leben, 2013).

6.2 Studiengebühren und Kosten

Übersicht über ESAAT-akkreditierte Ausbildungen in Österreich und die Studiengebühren:

Träger	Ausbildung	Dauer und Art	Studiengebühren in €
Veterinärmedizinische Universität Wien Im Zusammenwirken mit dem Verein „Tiere als Therapie"	postgraduate akademische Fach-Ausbildung für TGT und TGF	4 Semester Universitätslehrgang	6.000,-
Verein „Tiere als Therapie" (TAT)	Basisausbildung für TGT, TGF,TGA	2 Semester Module	850,-
Verein Tiere helfen Leben (THL)	Basisausbildung für TGT,TGF,TGA	1 Semester Module	660,--

Tabelle 2: Eigene Darstellung in Anlehnung an TAT und THT

Der „Verein Tiere als Therapie" (TAT) vermittelt Therapieteams (Hunde-Mensch Paare), welche die Ausbildung bei THT absolviert haben an Institutionen weiter. Der Einsatz kostet der Institution pro Setting € 25,- an Aufwandsentschädigung, zu leisten an THT. Vom Verein werden € 10,- einbehalten, das Therapieteam erhält € 15,- (Tiere als Therapie, 2013).

Der Verein „Tiere helfen Leben" vermittelt ebenfalls Therapieteams an Einrichtungen. Die Absolventen und Absolventinnen der Ausbildung müssen einen Ehrenkodex unterschreiben, dass sie pro Einsatz nicht mehr als € 30,- von der anfordernden Institution verlangen (Tiere helfen Leben, 2013).

7. Schlussteil und Conclusio

7.1 Zusammenfassung und kritische Reflexion

Der Tierbesuchsdienst als die in der Palette der tiergestützten Interventionen als freieste, unmittelbarste und mit dem geringsten Aufwand verbundene Aktivität wird heute als jene Leistung gesehen, die überwiegend im Ehrenamt zu erbringen ist. Wie in der Arbeit dargelegt wurde, spricht sehr Vieles dafür, dass diese Intervention, ausgeübt von gut aufeinander abgestimmten Mensch–Tier–Teams die Lebensqualität von Menschen, die auf Dauer im Heim leben, verbessern kann.

Bei aller Euphorie müssen wir doch Vorsicht walten lassen, was die Beurteilung von solchen Einsätzen gegenüber demenzbetroffenen Menschen betrifft.

Da wir als Außenstehende das uns gänzlich verborgene innere System aus Wahrnehmungen, Gefühlen und Gedanken dieser in ihrer eigenen Welt lebenden Menschen nie gesichert beurteilen werden können, auch wenn wir meinen, dass wir Änderungen in der Mimik, Gestik und Lautäußerung zu Gunsten eines festzustellenden Erfolges verbuchen könnten, bleiben Rückschlüsse aus dem für uns Sichtbaren und Hörbaren doch vielfach im Bereich des Spekulativen hängen.

Wenn aber plötzlich durch die Begegnung mit dem Hund ein Lächeln auf einem Gesicht entsteht, so muss es erlaubt sein, dieses Lächeln als Freude über die Begegnung und die Bezogenheit mit dem Tier zu deuten.

Kritisch anzumerken ist ferner, dass die Ressourcen eines Hundes durch eine länger andauernde Besuchsreihe rasch verbraucht werden und wir in diesem Zusammenhang Stimmen, die vor einer „Ausbeutung" der Tiere warnen, durchaus ernst nehmen müssen. Daher ist es unumgänglich, Hunden nach einer längeren Besuchsreihe entsprechende Auszeiten zur Regeneration zuzuerkennen. Es wäre falsch den Hund einer Diktion unterzuordnen, die um jeden Preis nach Erfolgen in der Therapie oder in der Betreuung heischt.

Betrachtet man das in Kapitel 5.2 beschriebene Anforderungsprofil für den Hund in der tiergestützten Intervention, so entsteht der Eindruck, dass dem Hund eine Rolle abverlangt wird, bei welcher er sein im Verlauf der Evolution erworbenes natürliches Verhalten zu Gunsten unserer Erwartungshaltung weitgehend ablegen muss. Wir dürfen daher solche erwünschten Verhaltensweisen nie vom Hund ungeduldig einfordern, sondern müssen ihm Zeit lassen, selbst seinen Zugang zu finden und wir müssen es auch respektieren, wenn er diesen Zugang einmal nicht mehr findet und ihm dann den Rückzug ermöglichen.

Beherzigt man aber auf diese Weise sowohl das Wohlergehen des betreuten Menschen, als auch jenes des Hundes, so sollte man dem Einsatz des eigenen Hundes mit dem Ziel die Lebensqualität von pflegebedürftigen Menschen im Heim zu verbessern, entspannt und mit offenem Herzen gegenüberstehen.

7.2. Hinweis auf weiterführende Projekte

Die Frage der Weiterführung von Projekten dieser Art in anderen Institutionen ist auch im Zusammenhang mit der Kostenfrage zu sehen. So bedingt ein Ehrenamt nach seinem Verständnis in der Regel eine unentgeltliche Tätigkeit, sieht man von Fahrtkostenrückerstattungen oder Benefits, wie Mittagstischen ab. Auf der anderen Seite gehen die Bestrebungen auch beim Tierbesuchsdienst in Richtung einer Basisausbildung. Die Ausbildungen, wie sie im Kapitel 7 dargelegt wurden, decken im Wesentlichen komplette Therapieausbildung für Hund und Mensch ab.
Diese Ausbildungen sind im Laufe der Jahre umfassender geworden, wodurch sich auch die Kosten erhöht haben.

Ehrenamtliche Unterstützung der professionellen Arbeit in Pflegeheimen ist eine Thematik, der sich Politik und Gesellschaft besonders angenommen haben. Ein weiterführendes Projekt könnte daher sein, Möglichkeiten auszuforschen, inwieweit zielgerichtete Ausbildungskurse für ehrenamtlich Tätige in Pflegeheimen von Seiten der Politik gefördert werden könnten, damit dieser

Dienst auch weiterhin für die Pflegeeinrichtungen kostenneutral zu Verfügung gestellt werden kann.

Schlussgedanke

Während der Erstellung der Projektarbeit hat sich in mir persönlich insofern ein Wandel vollzogen, als ich durch die Beschäftigung mit der Thematik heute zur Überzeugung gelangt bin, dass ohne eine fundierte Basisausbildung in tiergestützter Intervention das selbstständige und aktive Herbeiführen von Begegnungen zwischen Hund und Wohnenden in Pflegeheimen vor dem Hintergrund bestimmter individuell ausgeprägter Krankheitsbilder doch immer ein gewisses Wagnis bleiben wird. In dieser Hinsicht gilt es, durch entsprechendes fachkundiges Wissen Risiken, die solche Begegnungen auch mit sich bringen, möglichst zu kennen, um unerwarteten Reaktionen von Mensch und Tier entsprechend routiniert begegnen zu können.

Daher habe ich persönlich den Entschluss gefasst, in der Zukunft einen entsprechenden Lehrgang zu belegen, um die Besuche mit meinem Hund danach fachkundiger und für die Wohnenden noch angenehmer gestalten zu können.

LITERATURVERZEICHNIS

A) Internet – Quellen:

European Society For Animal Assisted Therapy. (2013). Abgerufen am 31. 10 2013 von http://www.esaat.org

Tiere als Therapie. (2013). Abgerufen am 31. 10 2013 von http://www.tierealstherapie.org

Tiere helfen Leben. (2013). Abgerufen am 31. 10 2013 von http://www.tiere-helfen-leben.at

B) Literarische Quellen:

Böhm, E. (1999). *Verwirrt nicht die Verwirrten.* Bonn: Psychiatrie-Verlag.

Braun, C., & Schmidt, M. (2003). Das Hundebesuchsprogramm in der Altenpflege. In E. Olbrich, & C. Otterstedt, *Menschen brauchen Tiere.* Stuttgart: Franckh-Kosmos VerlagsGmbH&Co .

Feddersen-Petersen, D. U. (2008). *Ausdruckverhalten beim Hund: Mimik und Körpersprache, Kommunikation und Verständigung.* Stuttgart: Kosmos Verlag.

Hegedusch, E., & Hegedusch, L. (2007). *Tiergestützte Therapie bei Demenz.* Hannover: Schlütersche Verlagsgesellschaft mbH & Co.KG.

Jung, H. (2003). Assistenzhunde. In E. Olbrich, & C. Otterstedt, *Menschen brauchen Tiere.* Stuttgart: Franckh-Kosmos Verlags GmbH&Co.

Kitwood, T. (2005). *Demenz - Der person-zentrierte Ansatz im Umgang mit verwirrten Menschen Dt. Übersetzung v. Michael Herrmann.* Bern: Hans Huber.

Langbauer, G. (2004). Tiergestützte Therapie im klinischen Bereich - Von der Vision zur Wirklichkeit. *Masterthese im Rahmen des Lehrganges "Neurorehabilitaion" (MSc)*, 68. Krems: Donau Universität Krems.

Olbrich, E. (2003). Kommunikation zwischen Mensch und Tier. In *Menschen brauchen Tiere.* Stuttgart: Franckh-Kosmos Verlags GmbH&Co.

Otterstedt, C. (2003). Der Dialog zwischen Mensch und Tier. In E. Olbrich, & C. Otterstedt, *Menschen brauchen Tiere.* Stuttgart: Franckh-Kosmos Verlags G.m.b.H&Co.

Otterstedt, C. (2003). *Menschen brauchen Tiere.* Stuttgart: Franckh-Kosmos.

Otterstedt, C. (2013). *Demenz - Ein neuer Weg der Aktivierung.* Hannover: Vincentz Network.

Pet Partners. (2013). *Pet Partners Touching Lives improving Health.* (DeltaSociety, Ed.) Retrieved 10 31, 2013, from http://www.petpartners.org

Rauschenfels & Otterstedt. (2003). Chancen und Verantwortung im Tierbesuchsdienst. In E. Olbrich, & O. &. Otterstedt (Hrsg.), *Menschen brauchen Tiere* (S. 385-411). Stuttgart: Franckh-Kosmos Verlags GmbH&Co.

Watzlawik, P., Beavin, J., & Jackson, D. (2011). *Menschliche Kommunikation Formen Störung Paradoxien 12. unveränderte Auflage.* Bern: Verlag Hans Huber.

Wippich, B. (2008). Der Einsatz von Hunden in der psychiatrischen Praxis. *Diplomarbeit an der Universität zu Köln,* 42. GRIN Verlag GmbH München.

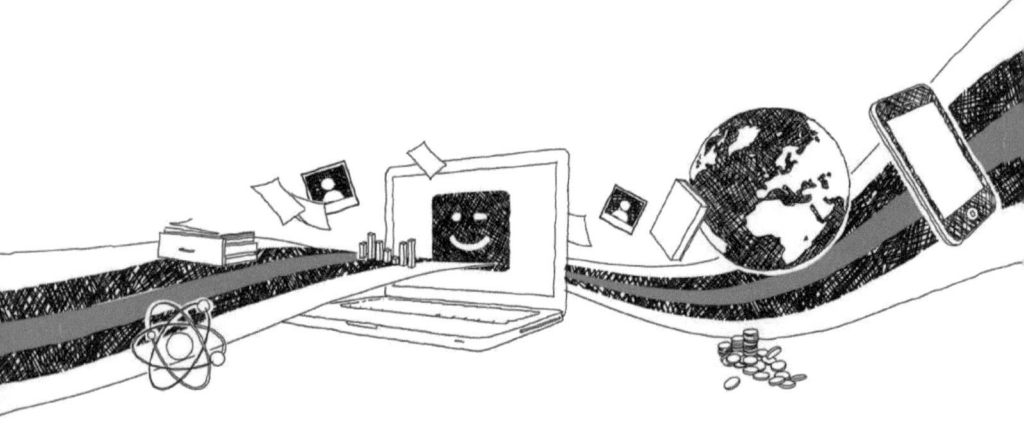
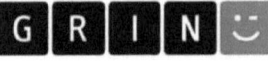